コピーして使える脳トレバラエティ②

シニアを飽きさせない
知的脳トレーニング47

脳トレーニング研究会 編

JN101670

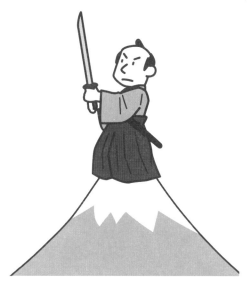

黎明書房

はじめに

　この本の書名は『シニアを飽きさせない知的脳トレーニング47』です。

　識別する力をつけるパズル，とことん頭を使って楽しむ言葉遊び，とっさの判断力をためすどっちクイズなど，様々な知的問題があなたを飽きさせません。

　また，やさしいもの，難しいものが取り混ぜて載せてありますので，疲れず，楽しくできます。

　知的に遊ぶことで頭もすっきりし，心も高揚し，生きる力もみなぎってきます。

　この本が，読者の皆様の健康に少しでもお役に立てば幸いです。

　施設などでご利用の際は，コピーしてお使いください。

2023年8月

脳トレーニング研究会

目 次

1 動物判じ絵

問題 　江戸時代に流行った判じ絵を現代によみがえらせました。今回の判じ絵の主人公は，動物たちです。

1

ヒント：花は花でも……

2

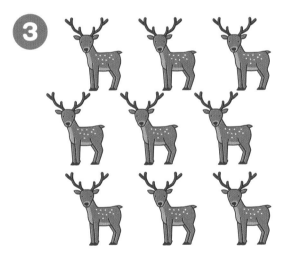

3

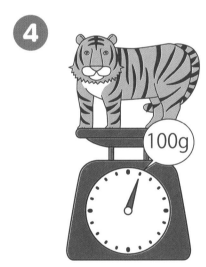

ヒント：形

4

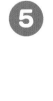

5

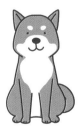 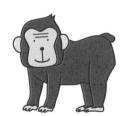 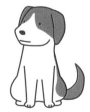

ヒント：吸わない人の……

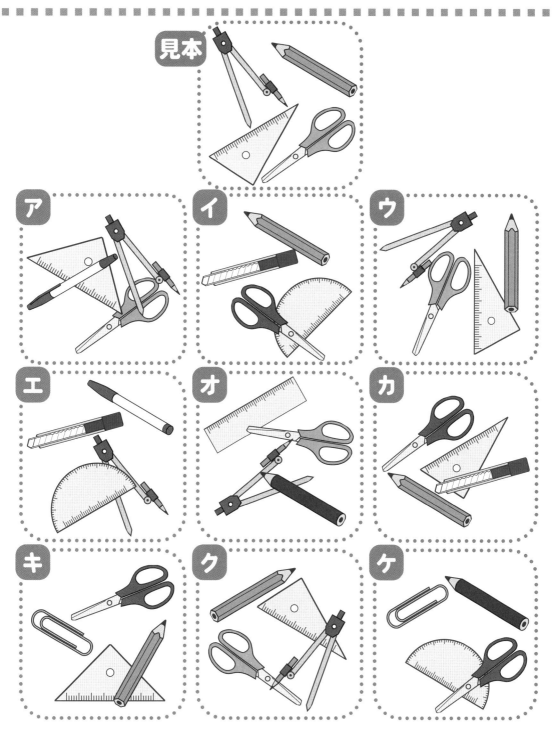

2 おなじもの探し
文房具仲良しグループ

問題　いろいろな文房具がグループを作っています。見本とおなじ文房具のグループを探してください。2つあります。

見本

ア　イ　ウ

エ　オ　カ

キ　ク　ケ

7

意外に頭を使います！
３文字言葉を見つけよう①

問題 真ん中の空いているマスに，かな１字を入れて，隠れている言葉を発見してください。答えは，いくつもあります。

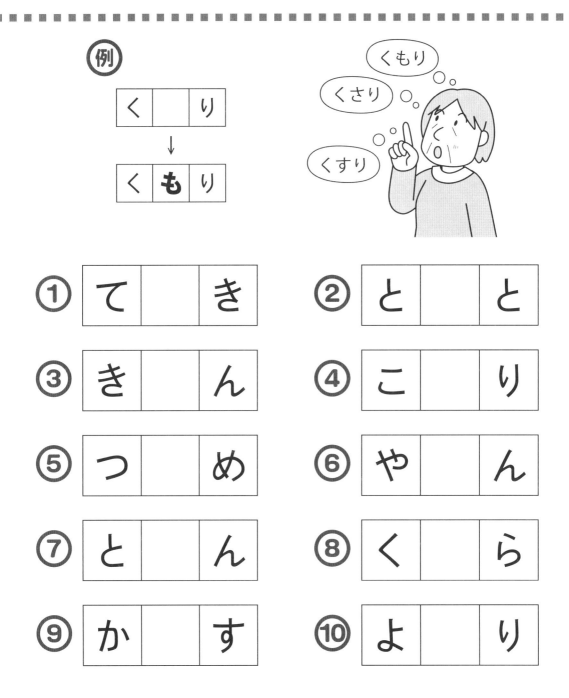

例

く		り

↓

く	**も**	り

くもり
くさり
くすり

①
て		き

②
と		と

③
き		ん

④
こ		り

⑤
つ		め

⑥
や		ん

⑦
と		ん

⑧
く		ら

⑨
か		す

⑩
よ		り

4 いろはスケルトンを楽しもう

 問題　2字，3字，4字の言葉を空いているマスに1回ずつ入れてください。1マスにひらがなが1つ入ります。例にならって，文字をつなげて，スケルトンを楽しみましょう。

例

か		
わ	し	
	れ	き	し
	ん		り
か		と	ろ
こ	う	も	り

2字：かこ　かわ　とろ　わし

3字：れきし　しれん

4字：こうもり　しりとり

2字：くち　ちず　りく

3字：みしん　あさり　みけん　あらし

4字：ちちのひ　てまひま

9

問題 あき子さんは，朝食をとり，早速，街に間違い探しに行きましたが，なんだか変です。

---

① 通りへ出ました。走っている車が……？

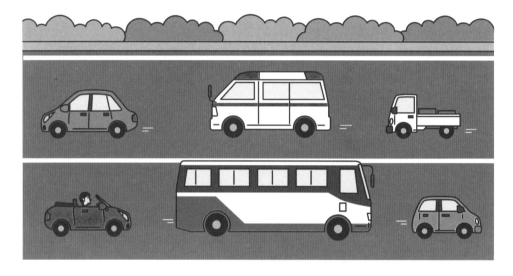

② 歩行者信号も変！

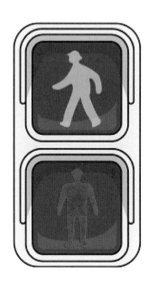

③ 道路標識もどこか変！

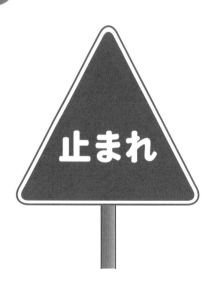

4 いったい，ここはなんでしょう？

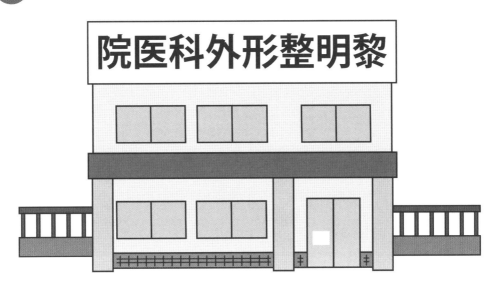

院医科外形整明黎

5 　あき子さんは，街へ出たついでに，すごろく遊びのためのサイコロを1つ買いました。
　そして，家に帰って，さっそく振ってみました。こんな目が出ました。

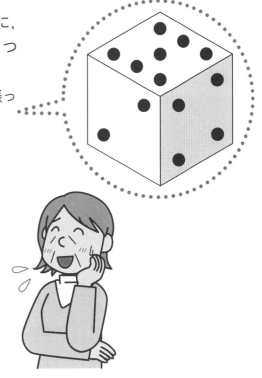

　このサイコロ，何か変です。でもこんなものかと，あき子さんは思いました。

現実の街，物とは，まったく関係ありません。

めまいがしそうな1日でしたが，あき子さんには楽しい1日でした。

もじもじ間違い探し傑作選

問題 それぞれ，1字だけ違った文字が入っています。見つけてください。

①

吉吉吉吉吉吉吉吉吉吉
吉吉吉吉吉吉吉吉吉吉
吉吉吉吉吉吉吉吉吉吉
吉吉吉吉吉吉吉吉吉吉
吉吉吉吉吉吉吉吉吉吉
吉吉吉吉古吉吉吉吉吉

②

失失失失失失失失失失
失失失失失失失失失失
失失失失失失失失失失
失失矢失失失失失失失
失失失失失失失失失失
失失失失失失失失失失

③

深深深深深深深深探深
深深深深深深深深深深
深深深深深深深深深深
深深深深深深深深深深
深深深深深深深深深深
深深深深深深深深深深

④

村村村村村村村村村村
村村村村村村村村村村
村村村村村村村村村村
村村村村村村村村村村
村村村村村村村付村村
村村村村村村村村村村

問題 クロスワードパズルは，パズルの華です。語彙力を維持し，高めます。そして，なによりも知的興奮を味わうことができます。

1	2	■	3
	■	4	5
6	7	■		■
■	8	9		10
11			■	

タテの鍵

1 性格が優しいこと。
2 10億。Gで表します。
3 座る物。
5 線。
7 風や虫・鳥によって運ばれます。
9 苦労のないこと。
10 書道の道具。

ヨコの鍵

1 秋のお彼岸に食べます。
4 割れます。
6 百人一首。
8 ルーブル美術館があります。
11 言ってはいけない言葉。

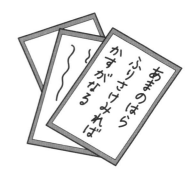

*□の文字をつなぐと，おいしい果物になります。

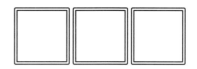

13

問題 　秋たけなわです。山は紅葉に覆われています。大勢の人が紅葉見物に来ています。みなさん楽しそうです。さて，左の絵と右の絵では，間違いが5つあります。見つけてください。

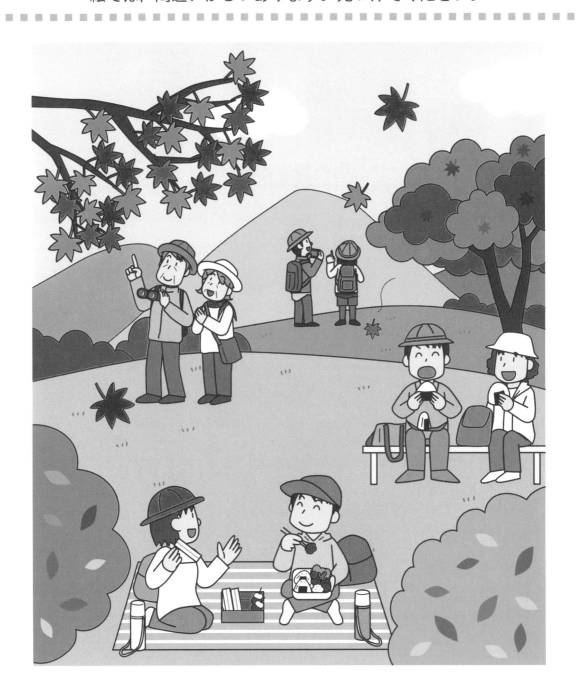

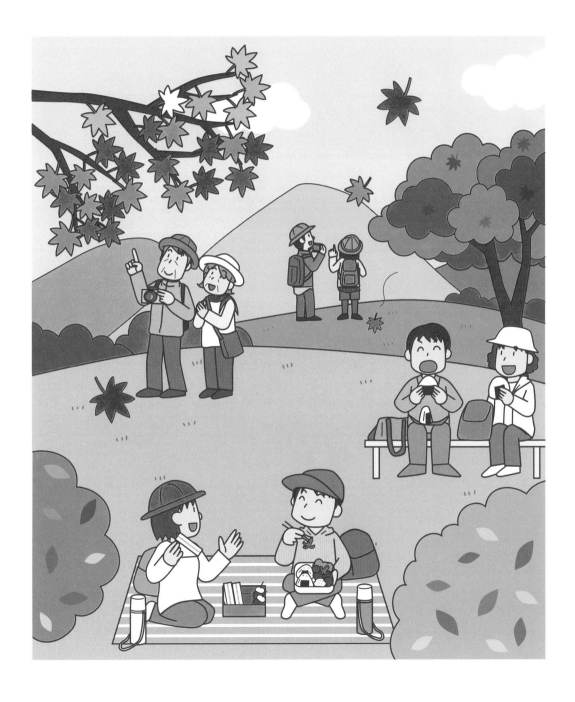

あなたの漢字力を試してみましょう。下の▭の中の漢字を使って，意味が通じるように空いているマスを埋めてください。全ての漢字を1回使います。

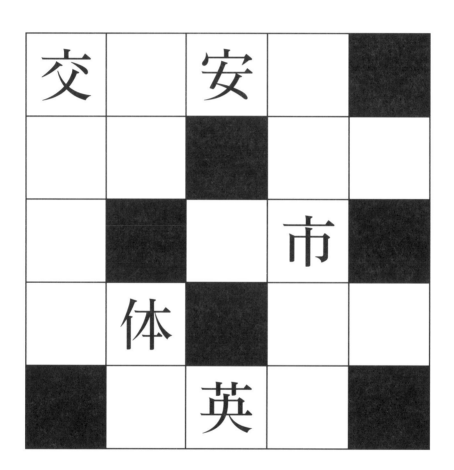

問題 みんなで今週の運だめしをしましょう。下のアミダくじの自分の好きなところに，1人1本だけ横線を引いてください。ゲットしたいものが当たりますように。

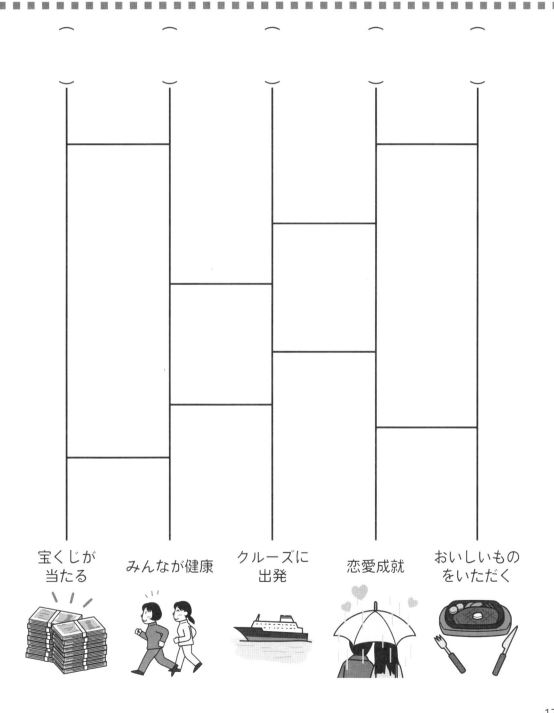

宝くじが
当たる

みんなが健康

クルーズに
出発

恋愛成就

おいしいもの
をいただく

問題 江戸時代に流行った判じ絵を文字にしてみました。さて, どのように読めばよいでしょう。とんちで答えてください。

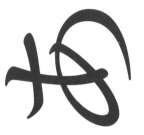

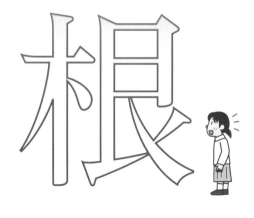

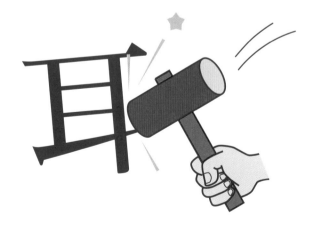

❺

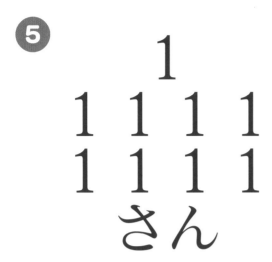

1
1 1 1 1
1 1 1 1
さん

❻

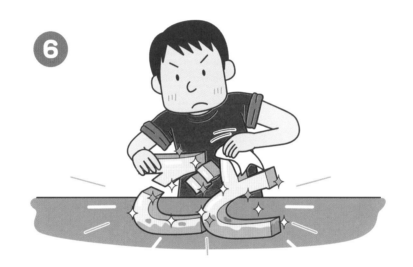

❼

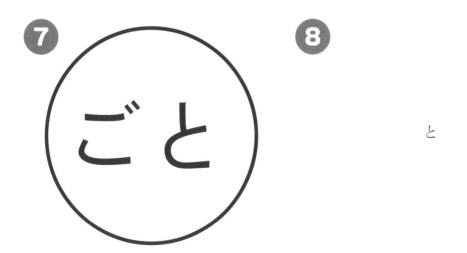

❽

と

問題 時計の針が言葉に混じっています。さて，どう読むのでしょう。

① 宝

② 空に

③ うま

④ かい

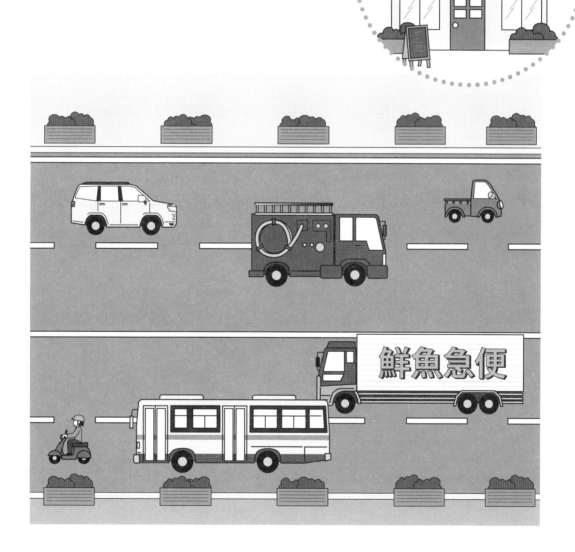

通った車はどんな車？

えい子さんが，レストランの2階から，通りを眺めていました。下の絵が，その時の通りの様子です。覚えたら，次のページの問題に答えてください。

問題 思い出して答えてください。

① 左から右へ走っている車の絵を描いてください。だいたい
でも，下手でもかまいません。

② 右から左へ走っているバスはありましたか？

③ トラックは何を積んでいましたか？

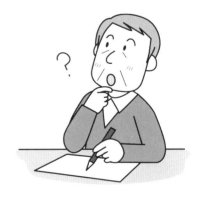

④ 全部で何台走っていましたか？

22

問題 頭の中ですばやく計算してください。誰かが，読み上げて遊ぶと面白いです。あっていても，あっていなくても大笑い！　細かく計算する必要はありません！

① 200円の靴下と300円のハンカチ，500円で買えますか？

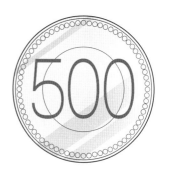

② 300円のシャツ2枚，500円で買えますか？

③ 250円のベルト2本，500円で買えますか？

④ 360円の帽子と130円のワッペン，500円で買えますか？

⑤ 3割引きの1000円のTシャツ，500円で買えますか？

⑥ 3枚600円の枕カバー2枚，500円で買えますか？

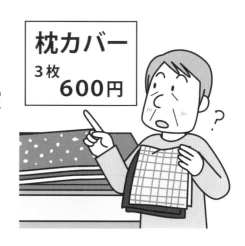

枕カバー
3枚
600円

⑦ 499円の手袋，500円で買えますか？

⑧ 1袋150円のごみ袋を4袋，500円で買えますか？

意外に頭を使います！
３文字言葉を見つけよう②

問題 両脇の空いているマスに，かな１字を入れて，隠れている言葉を発見してください。答えは，いくつもあります。

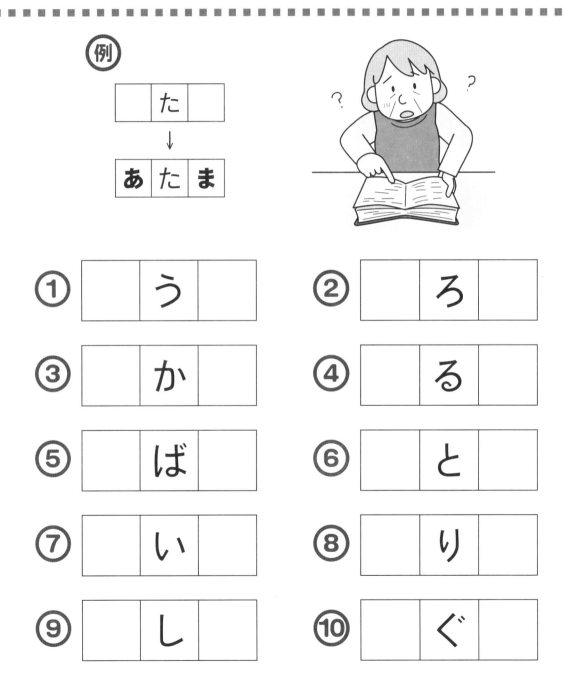

例

| | た | |

↓

| **あ** | **た** | **ま** |

① | | う | |

② | | ろ | |

③ | | か | |

④ | | る | |

⑤ | | ば | |

⑥ | | と | |

⑦ | | い | |

⑧ | | り | |

⑨ | | し | |

⑩ | | ぐ | |

おもしろどっちクイズ

問題 　2つのうち，問いの答えはどっちでしょう。すばやく答えてください。誰かが，読み上げて遊ぶと面白いです。

① きつねうどんとたぬき，食べたいのはどっち？

② イヌとネコ，桃太郎に出てくるのはどっち？

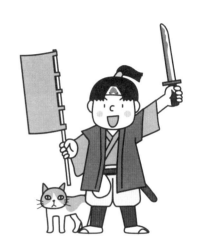

③ チリトリとチドリ，飛べないのはどっち？

④ エスカレーターとエレベーター，箱に乗るのはどっち？

⑤ 3月3日と5月5日，こどもの日はどっち？

⑥ 東久留米市と西久留米市，本当にあるのはどっち？

⑦ ケルンとランス，フランスにある都市はどっち？

⑧ テントとマント，身に着けるのはどっち？

⑨ 南極と北極，寒いのはどっち？

⑩ ドナウ川とナイル川，ワニがいるのはどっち？

17 糸たぐり

問題 糸がこんがらがっています。自分の好きな果物に当たるよう糸を選んでください。選んだら糸をつたって確認してみましょう。

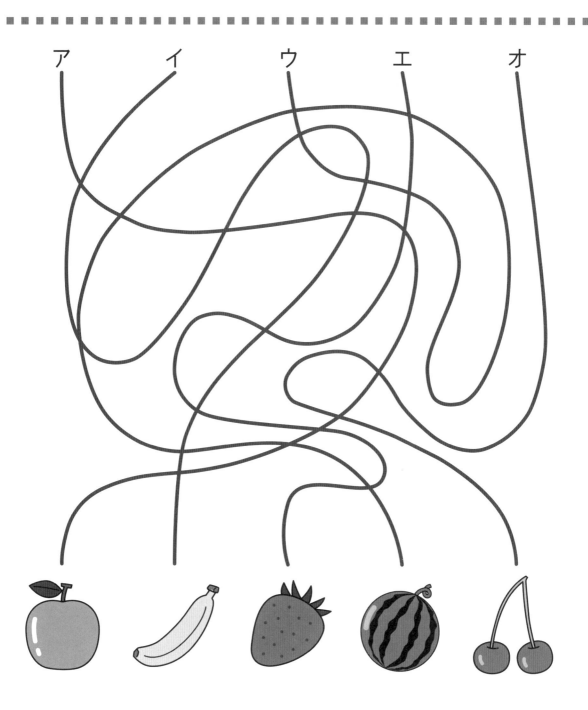

問題　先に鍵をゲットしてから，出口の扉を開けましょう。

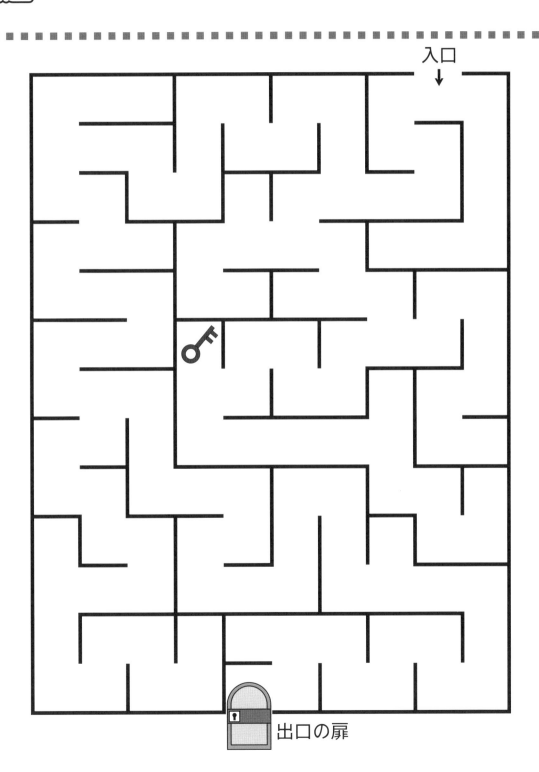

問題 余分なひらがなが1字交じっています。その1字を抜いて正しい言葉にしてください。山の名前になります。

① あぼそ山〔さん〕

② きまりしま山〔やま〕

③ いしづとち山〔さん〕

④ あひえい山〔ざん〕

⑤ こうやも山〔さん〕

⑥ おんとたけ山〔さん〕

⑦ くろがひめ山〔やま〕

⑧ はくざ山〔さん〕

⑨ とふじ山〔さん〕

⑩ あせかぎ山〔やま〕

⑪ ちょうろかい山〔さん〕

⑫ だまいせつ山〔ざん〕

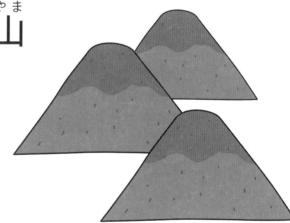

20 クロスワードパズル 上級編

問題

パズルの華，クロスワードパズルの上級編を楽しみましょう。
マスの数も増え，言葉も少し難しくなります。辞書を引いても
OKです。

1		2	3	4	■
	■	5			6
7			■	8	
	■	9	10		
11	12	■		■	
■	13				

タテの鍵

1　合格すること。
2　平安時代の貴族の略服。
3　「おーい中村〇〇」
4　極楽の反対の所を描いたもの。
6　苦労話。
10　建物を作る材料。
12　植物の一種。胞子で増える。

ヨコの鍵

1　三島由紀夫の小説。
5　となりの国。
7　土用の丑の日に食べる。
8　髪を整えるもの。
9　雨戸の外に張り出してる。
11　岩より小さい。
13　お寺のおおきな建物。

ナンバースケルトンを楽しもう

問題　2桁，3桁，4桁の数字を空いているマスに1回ずつ入れてください。1マスに数字が1つ入ります。例にならって，数字をつなげて，数字のしりとりナンバースケルトンを楽しみましょう。

	1		7	
5	2	4	8	
			7	
3	6	9	8	
			3	
		5	2	6
	4	5		

2桁：55　15　45　74

3桁：832　279　526

4桁：3698　5248

2桁：61　26
　　　47

3桁：876　257
　　　156　539
　　　631

4桁：6389
　　　2468
　　　5627

30

22 流行歌，持ち歌はどっち？

問題　数々のヒット曲を出した歌手のみなさんです。では，それぞれの歌手の持ち歌はどっちでしょう。ア，イから選んでください。

① ザ・タイガース　　　　ア　花の首飾り
　　　　　　　　　　　　イ　神様お願い！

② ピンキーとキラーズ　　ア　真っ赤な太陽
　　　　　　　　　　　　イ　恋の季節

③ さだまさし　　　　　　ア　雨やどり
　　　　　　　　　　　　イ　贈る言葉

④ 井上陽水　　　　　　　ア　夢の中へ
　　　　　　　　　　　　イ　夏祭り

⑤ トワ・エ・モア　　　　ア　愛の奇跡
　　　　　　　　　　　　イ　或る日突然

⑥ 内山田洋と　　　　　　ア　長崎は今日も雨だった
　　クール・ファイブ　　イ　新潟ブルース

⑦ 山本リンダ　　ア　小指の想い出
　　　　　　　　イ　狙いうち

⑧ 藤圭子　　　　ア　赤いスイートピー
　　　　　　　　イ　新宿の女

⑨ ちあきなおみ　ア　喝采
　　　　　　　　イ　二輪草

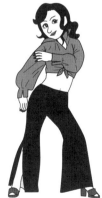

いろいろ十字漢字パズル

問題 例のように真ん中に漢字1字を入れて，熟語を作ってください。読む方向は，例のように上から下，左から右です。辞書を使ってもOKです。辞書を引くのも脳トレです。

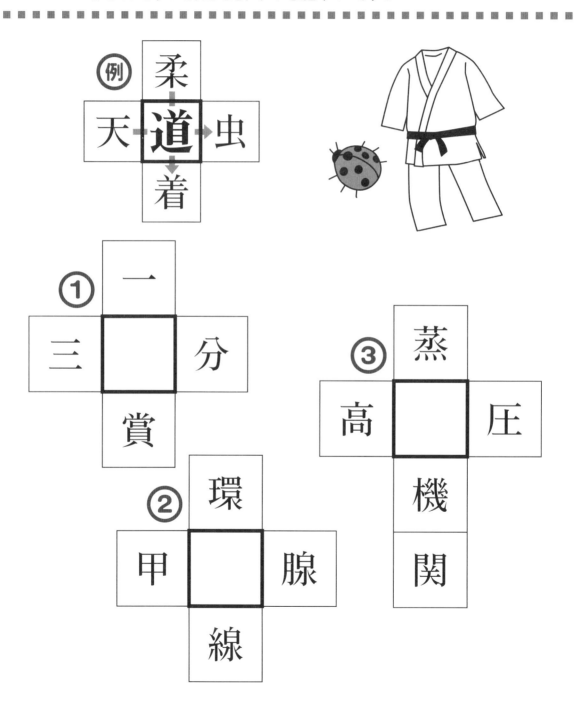

例

柔
天 道 虫
着

① 一
三 □ 分
賞

② 環
甲 □ 腺
線

③ 蒸
高 □ 圧
機
関

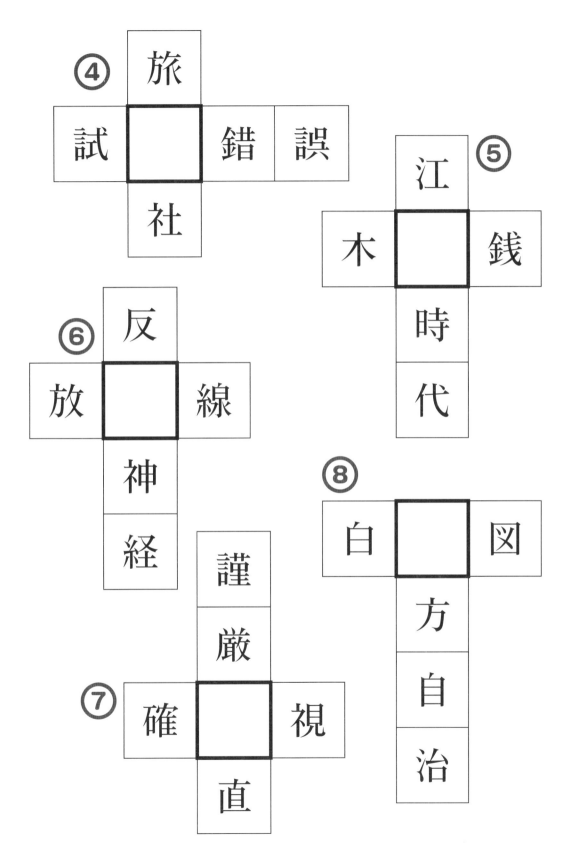

④
旅
試 □ 錯 誤
社

⑤
江
木 □ 銭
時
代

⑥
反
放 □ 線
神
経

⑧
白 □ 図
方
自
治

⑦
謹
厳
確 □ 視
直

33

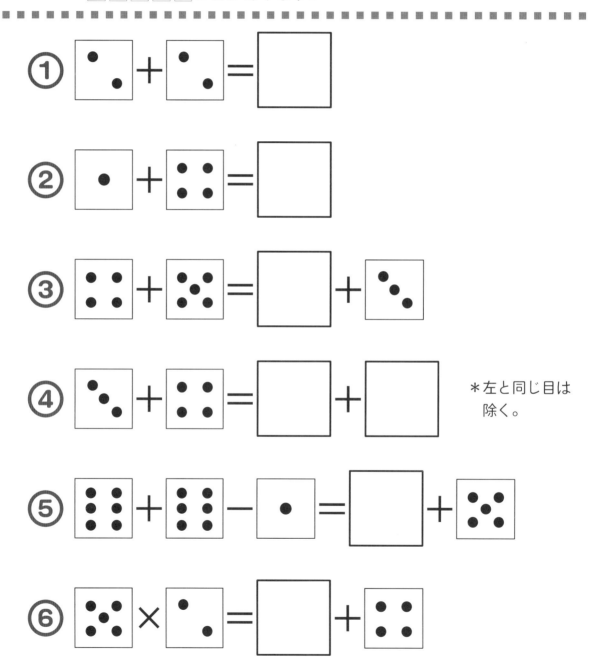

問題　サイコロを振って出た目の計算をしました。正しい答えになるように□の中にサイコロの目を入れてください。サイコロは、⚀ ⚁ ⚂ ⚃ ⚄ ⚅ の目があります。

*左と同じ目は除く。

⑦ ⬜ × ⬜ = ⬜ + ⬜

⑧ ⬜ × ⬜ − ⬜ = ⬜

※掛け算から先にします。

⑨ ⬜ + ⬜ + ⬜ + ⬜

= ⬜ × ⬜ − ⬜

⑩ サイコロの目を全部足すといくつでしょう？

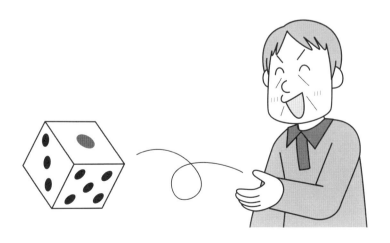

こんなふうになりたくない四字熟語

問題 四字熟語には激しくてとてもついていけないものがあります。ア，イの内で正しいものを選んでください。

① 兄は，いつも後先のことを考えず，**ちょとつもうしん**だ。

ア 猪突猛進
イ 猪凸猛進

② 彼は，彼女にふられ**じぼうじき**になって無茶をしてしまった。

ア 自暴磁気
イ 自暴自棄

③ 彼女の言っていることは**しりめつれつ**で，さっぱりわからない。

ア 支離滅裂
イ 四里滅裂

④ 弟の財産は，大量に買った宝くじとともに，**うんさんむしょう**した。

ア 雲散霧消
イ 運散無消

⑤ 彼は，**じじょうじばく**に陥って，にっちもさっちも行かなくなった。

ア 自縄自爆
イ 自縄自縛

⑥ 姉は，あまりのショックで**ぼうぜんじしつ**の状態だった。

ア 棒然自失
イ 茫然自失

⑦ 彼は，いつもすごいことをぶち上げるのはいいが，結局**りゅうとうだび**だ。

ア 竜頭蛇尾
イ 流灯蛇尾

喜びの四字熟語

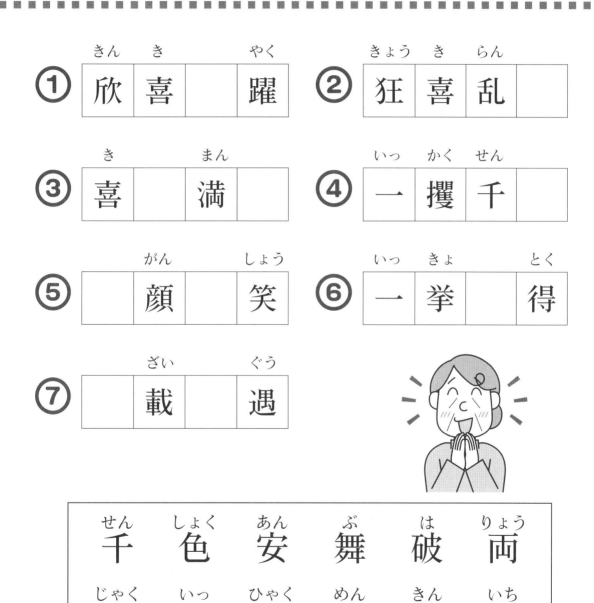

問題 喜びの四字熟語を読むと，めちゃめちゃ嬉しくなります。さあ，空いているマスに正しい漢字を1字入れてください。漢字は下の□□□から選んでください。関係のない漢字が2字あります。

① きん　き　　　　やく
欣　喜　□　躍

② きょう　き　らん
狂　喜　乱　□

③ き　　　　まん
喜　□　満　□

④ いっ　かく　せん
一　攫　千　□

⑤ 　　　がん　　　しょう
□　顔　□　笑

⑥ いっ　きょ　　　とく
一　挙　□　得

⑦ 　　　ざい　　　ぐう
□　載　□　遇

せん	しょく	あん	ぶ	は	りょう
千	色	安	舞	破	両

じゃく	いっ	ひゃく	めん	きん	いち
雀	一	百	面	金	一

500円玉2つで買えるものは？

問題 500円玉2つを持って，スーパーに買い物にでかけました。さて，何が買えるでしょう。細かい計算など要りません。勘でぱっと答えても楽しいです。

① 2個500円のミカン4個，1000円で買えますか？

② 1パック260円の卵3パック，1000円で買えますか？

③ 300円のソーセージ2本と100円のコロッケ5個，1000円で買えますか？

④ 1パック450円のいちご2パック，1000円で買えますか？

⑤ 1箱380円のチーズ3箱，1000円で買えますか？

⑥ 280円のトマト1個と140円のきゅうり3本，1000円で買えますか？

⑦ 半額セールだった定価1990円のメロン，1000円で買えますか？

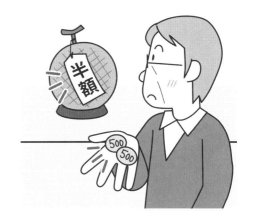

遺産相続比べ

問題 けん治さん，まち子さん，あさ子さんが，おじさんの土地を相続しました。おじさんの土地は，丸い形をしていました。さて，だれが一番広い土地を相続したでしょう。

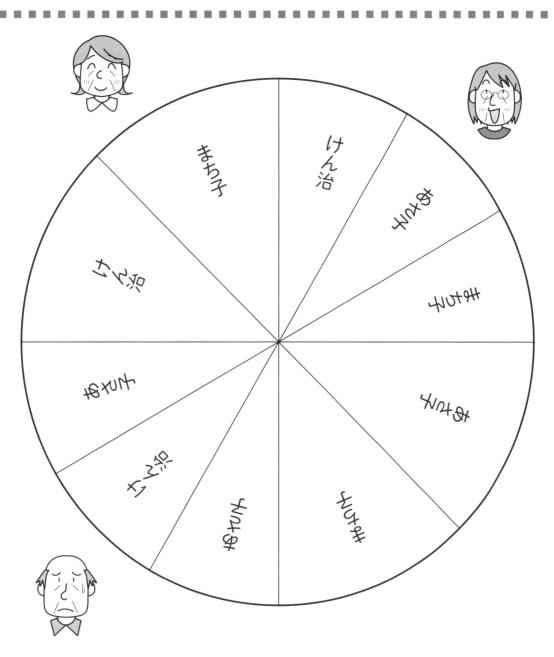

問題 2字，3字，4字，5字の言葉を空いているマスに1回ずつ入れてください。1マスにひらがなが1つ入ります。例にならって，文字をつなげて，スケルトンを楽しみましょう。

と	ん	び			ほ
		り	ん	じ	ん
	こ			か	
	は	ん	け	ん	
ざ	る		し		

2字：けし　ほん　びり　ざる

3字：じかん　こはる　とんび

4字：はんけん　りんじん

2字：しま　あい　ばら　こけ　かん　きた

3字：うかい　こんと　いんど　たんす　あいず　やしき

4字：うんどう　うすらい　さとやま　いぎりす

5字：あどばいす　くりすます

ナンバースケルトンを楽しもう 上級編

問題　2桁，3桁，4桁，5桁の数字を空いているマスに1回ずつ入れてください。1マスに数字が1つ入ります。例にならって，数字をつなげて，数字のしりとりナンバースケルトンを楽しみましょう。

例

	8	1	5	3
				2
1		4	6	7
6	9	5		
		3	9	9
	3	2		4

2桁：32　16　94

3桁：399　327　467　695

4桁：4532　8153

2桁：71　　36　　46　　58　　45

3桁：784　　342　　596　　934

4桁：7436　　3768　　4827　　4698　　4592　　1589

5桁：52562　　21375　　97521

31 缶ビールが減っていく

問題 　缶ビールが絵のように1ダース（12缶）あります。ビール好きの和夫さんは，毎日飲んで楽しんでいます。下の問題に答えてください。

① 毎日1本ずつ飲んだら
　 何日でなくなるでしょう？

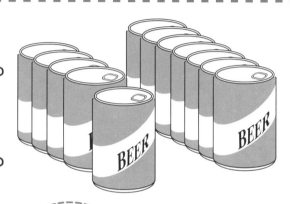

② 毎日2本ずつ飲んだら
　 何日でなくなるでしょう？

③ 毎日3本ずつ飲んだら
　 何日でなくなるでしょう？

少し飲み過ぎです。

④ 毎日4本ずつ飲んだら
　 何日でなくなるでしょう？

飲み過ぎです。

⑤ 毎日5本ずつ飲んだら
　 何日でなくなるでしょう？

大いに飲み過ぎです。

⑥ 毎日6本ずつ飲んだら
　 何日でなくなるでしょう？

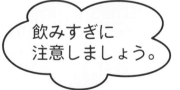

飲みすぎに注意しましょう。

⑦ 毎日12本ずつ飲んだら
　 何日でなくなるでしょう？

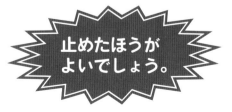

止めたほうがよいでしょう。

歌の中の地名はどこにある？

歌には，地名の入ったものがたくさんあります。では，次の歌に使われている地名はどこにあるでしょう。都道府県名をア，イから選んでください。

① 石川さゆりの「津軽海峡・冬景色」の津軽は，どこにあるでしょう。　　ア　青森県
　　　　　　　　　　　　　　　　　　　　　　　　　イ　岩手県

② 学生歌の「琵琶湖周航の歌」の琵琶湖は，どこにあるでしょう。　　ア　石川県
　　　　　　　　　　　　　　　　　　　　　　　　　イ　滋賀県

③ 美川憲一の「柳ヶ瀬ブルース」の柳ヶ瀬は，どこにあるでしょう。　　ア　岐阜県
　　　　　　　　　　　　　　　　　　　　　　　　　イ　愛知県

④ 民謡の「佐渡おけさ」の佐渡は，どこにあるでしょう。　　ア　新潟県
　　　　　　　　　　　　　　　　　　　　　　　　　イ　富山県

⑤ さとう宗幸の「青葉城恋唄」の青葉城は，どこにあるでしょう。　　ア　福島県
　　　　　　　　　　　　　　　　　　　　　　　　　イ　宮城県

⑥ 森進一の「襟裳岬」の襟裳岬は，どこにあるでしょう。　　ア　和歌山県
　　　　　　　　　　　　　　　　　　　　　　　　　イ　北海道

⑦ 北島三郎の「尾道の女」の尾道は，どこにあるでしょう。　　ア　香川県
　　　　　　　　　　　　　　　　　　　　　　　　　イ　広島県

⑧ 青江三奈の「伊勢佐木町ブルース」の伊勢佐木町は，どこにあるでしょう。　　ア　神奈川県
　　　　　　　　　　　　　　　　　　　　　　　　　イ　兵庫県

問題　下の□□□□の中からア，イの両方に当てはまる漢字を１つ選んでください。関係のない漢字も混じっています。

① ア　あの□の果てまで行ってみたいな。

　 イ　秋になるとなぜか□しくなるよ。

② ア　今日は□天気だね。

　 イ　□天丼でも食べようか。

③ ア　□は金なりだ。
　　　時間を無駄にできないぞ。

　 イ　彼は□の氏神（うじがみ）だ。助かったよ。

④ ア　彼とは□が合うねえ。

　 イ　いくら説明しても，Ａ君には□の耳に念仏だ。

⑤ ア　□里の道も一歩から。さあ，始めよう。

　 イ　彼は□里眼だ。何もかもお見通しだ。

⑥ ア　楽あれば□ありだ。くよくよするな。

　 イ　□虫を噛みつぶしたような顔をするな。

| 時 | 九 | 苦 | 空 | 並 | 馬 | 上 | 千 | 百 |

44

問題 下の□□□の中の漢字を使って，意味が通じるように空いているマスを埋めてください。辞書使用可！　辞書を使うのも脳トレの内です。

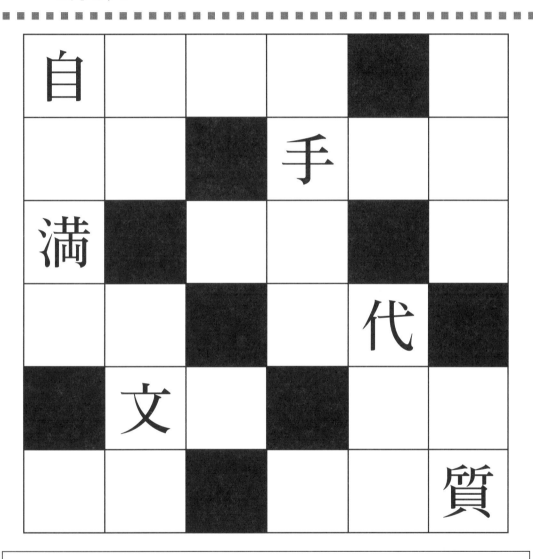

| 品 | 女 | 殊 | 満 | 得 | 弱 | 天 | 自 | 手 | 鎮 | 用 |
| 業 | 少 | 材 | 期 | 信 | 飯 | 台 | 勝 | 高 | 者 | |

問題 いろいろな漢字をひとひねりして判じ絵にしました。どう読むのでしょう。とんちで答えてください。

①

情　情　情
情　情　情
情　情　情

ヒント：〇情

②

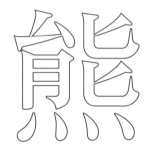

③　飛

④

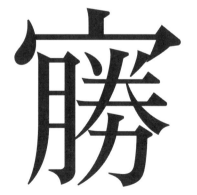

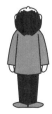

⑤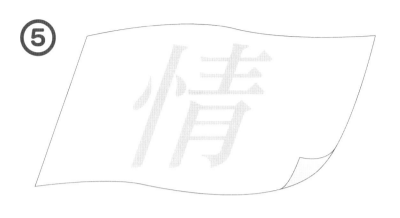

⑥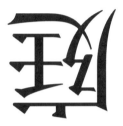

⑦ 休休休休休休休……

⑧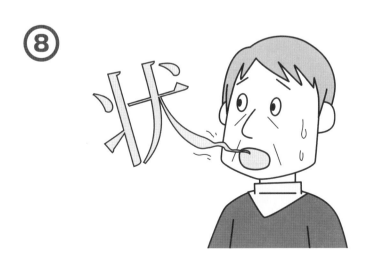

36 東西トリビアクイズ

問題 どうでもいいけど面白いクイズを8問集めました。〇か×かで答えてください。

① チャップリンは大の天婦羅好きだった。なかでも一番好きだったのはエビである。〇か×か？

② 清少納言が,『枕草子』を書くきっかけになったのは, 紙をもらったからである。〇か×か？

③ 奈良の大仏より鎌倉の大仏のほうが大きい。〇か×か？

④ 「余の辞書に, 不可能という文字はない」と言ったのは, ジンギスカンである。〇か×か？

⑤ 百人一首の第一番目は春の和歌である。〇か×か？

⑥ 大正11（1922）年, 日本に来たアインシュタインは, 人力車に乗ることを拒否した。〇か×か？

⑦ 江戸時代, 富士山に登った大名がいた。〇か×か？

⑧ 日本人が初めて飛行機を操縦して飛んだのは, 昭和になってからである。〇か×か？

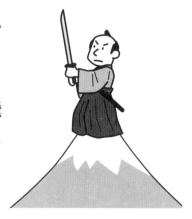

問題　古今東西の名高い文学作品をクイズにしました。文学少女，文学青年待望のクイズです。ア，イから正しい方を選んでください。

---

①　ビクトル・ユーゴーの名作「レ・ミゼラブル」（ああ無常）の売れ行きを，ユーゴーが出版社に電報で問い合わせました。「？」と。では，出版社からの返事は？

　ア　！
　イ　とてもよい。

②　夏目漱石の名作「吾輩は猫である」の猫の名前は？

　ア　名前はない
　イ　くろ

③　トルストイの名作「戦争と平和」に出てくる戦争の名は？

　ア　ナポレオン戦争
　イ　日露戦争

④　松尾芭蕉の名作「荒海や〇〇に横たふ天の河」の〇〇に入る地名は？

　ア　伊豆
　イ　佐渡

⑤　コナン・ドイルの探偵小説に出てくるシャーロック・ホームズの相棒は？

　ア　ヘイスティングス大尉
　イ　ワトソン博士

⑥　川端康成の名作「雪国」の書き出しは「〇〇の長いトンネルを抜けると雪国であった。」ですが，〇〇に入る言葉は？

　ア　国境
　イ　故郷

⑦　ジュール・ベルヌのSFの名作「月世界旅行」に使われた月への乗り物は？

　ア　ロケット
　イ　巨大な大砲の玉

⑧　小説家の芥川龍之介は，俳句もよく作りました。では，龍之介の俳号は？

　ア　河童
　イ　我鬼

38 点つなぎを楽しもう①

問題 点を1～15まで順番につないでください。さあ何が出てくるでしょうか。

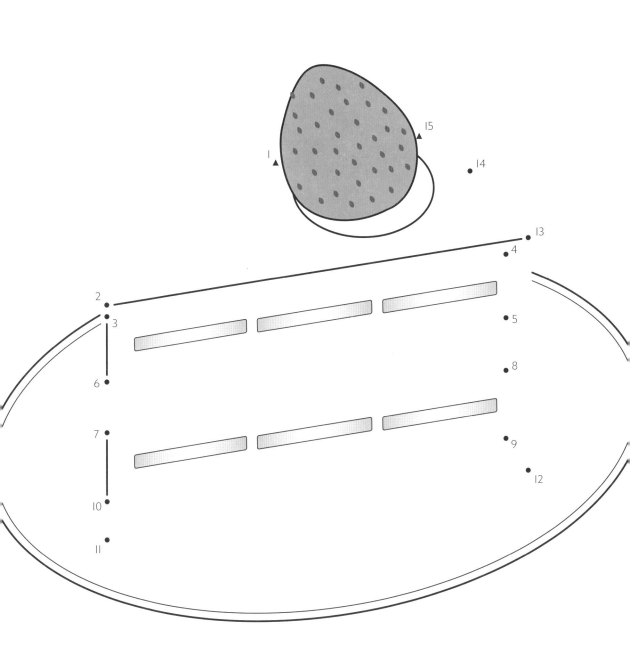

問題 点を1〜23まで順番につないでください。さあ何が出てくるでしょうか。

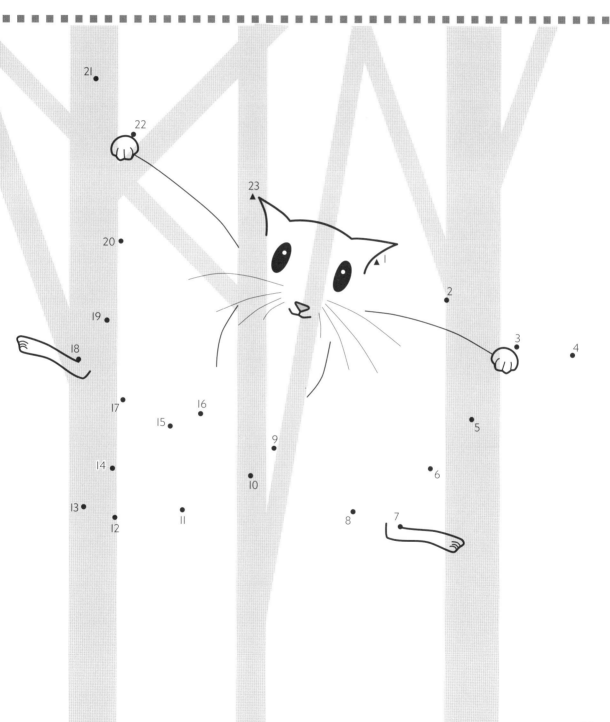

40 宝島の地図盗難事件

問題　K警部は，旧家に残された宝島の地図の盗難事件を，あっという間に解決しました。そして，ついでに宝島の地図も解読し，大判小判を発見しました。K警部は，どのように盗難事件を解決し，地図を解読したのでしょうか。読者のみなさんも自由に推理して，解読してください。

回遊式庭園のある豪邸にA氏は住んでいました。そのA氏所有の先祖伝来の「宝島の地図」が盗まれたのです。地図は，床の間の上にある天袋にしまってありました。それが夜のうちに何者かによって持ち去られたのです。天袋の高さは，畳から1m80㎝ありました。

知らせを受け，K警部はすぐさま駆けつけ，犯行現場を検分しました。踏み台，脚立を使った形跡は認めませんでした。

身長155㎝の小柄な当主A氏と身長185㎝の大柄な秘書Bさんから事情聴取をしました。2人とも最後に見たのが，昼間の土用干しのときだと言いました。

事情聴取を終えると，すぐさまBさんの部屋に急行し，机の引き出しにあった地図を押収しました。

K警部は，その宝島の地図をなぜ盗んだかBさんに聞きましたが，彼は黙秘しました。

しかし，K警部をごまかすことはできません。その地図を一瞥したK警部は，美しい回遊式庭園を眺めながらにっこり笑いました。これですべて解決です。

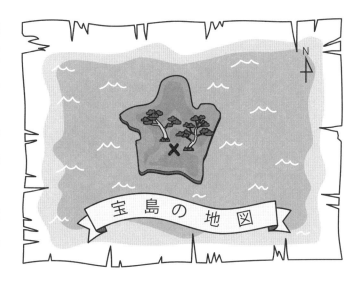

41 世界の国々トリビアクイズ

問題　世界には100カ国以上の国々があります。では，次の問題に答えてください。

① ロシアとアメリカ，人口の多いのはどっち？

② イタリアとデンマーク，王様がいるのはどっち？

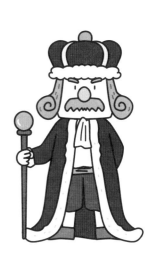

③ スイスとドイツ，3000m以上の山があるのはどっち？

④ ブラジルとトルコ，日本から遠いのはどっち？

⑤ オランダと北海道，広いのはどっち？

⑥ タイとインドネシア，仏教国はどっち？

⑦ オーストリアとポルトガル，海のないのはどっち？

⑧ 中国とカナダ，広いのはどっち？

⑨ ブラジルとインド，牛が多くいるのはどっち？

問題　ア，イのうち，どちらかが間違ったことざわです。正しいほうはどちらでしょう。

- -

① ア　釈迦に説法。
　 イ　閻魔に説法。

② ア　渡る世間に橋はなし。
　 イ　渡る世間に鬼はなし。

③ ア　豆腐に釘。
　 イ　糠に釘。

④ ア　秋葉山から火事。
　 イ　富士山から火事。

⑤ ア　善は急げ。
　 イ　銭は急げ。

⑥ ア　策士，策に溺れる。
　 イ　山師，山に迷う。

⑦ ア　成功は失敗のもと。
　 イ　失敗は成功のもと。

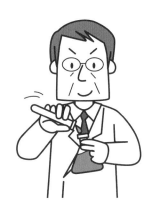

43 ▶ **ことわざ，どっちが正しい使い方？**

問題　　ア，イのうち，どちらかがことわざの正しい使い方です。正しいほうはどちらでしょう。

① 一事が万事

ア　たかしさんが，定期券を忘れてしまい，泣く泣く切符を買いました。たかしさんは，一事が万事，こんな調子です。どんなものでも忘れるのです。

イ　政子さんは，一つの事をなしとげるために，万の事をなしとげるだけのエネルギーを使います。政子さんにとって，一事が万事なのです。

② 嘘も方便

ア　たかしさんは，方々に嘘をつきまくっています。嘘ほど便利なものはないとうそぶいていますが，みんな迷惑しています。これを，嘘も方便といいます。

イ　政子さんは，五郎さんの古希のお祝いに出たくないので，「体調が優れないので失礼させていただきます」と返事を出したそうです。嘘も方便ですね。

③ 明日は明日の風が吹く

ア　たかしさんは，楽天家です。昨日，株の暴落で大損しました。でも，けろっとしています。「なんとかなるよ。明日は明日の風が吹くさ」と。

イ　政子さんは心配性です。今日は穏やかな風が吹き，いい天気だったけど，明日は，明日の風が吹いて，家の屋根が飛ぶことを，いつも心配しています。

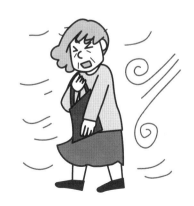

だんご呂合わせ

問題 おやつの串だんごがクイズになりました。さて，それぞれ何と読むのでしょう。

例

ハナミ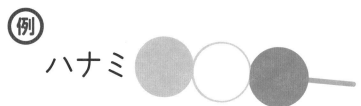

答え：花見だんご

① ◯◯◯ ウ

② オウ ◯◯ ホドウ

③ リ ◯◯ ジュース

④ ハン ◯◯ テ

⑤ ゴ ◯◯ ドウ ◯◯

問題 　下の ☐ の中の歴史に関係する言葉を，下から探してください。言葉は全部一列になっています。左から右。右から左。上から下。下から上。斜め。すべてOKです。マスの字が重なってもいいです。中の文字は全部大きな文字になっています。

い	い	ち	ま	こ	の	の	お
へ	か	ず	き	ば	く	ふ	う
ん	い	さ	も	ん	ば	し	に
で	だ	け	の	し	い	よ	ん
ん	ん	し	よ	な	つ	ん	の
と	ら	う	よ	ん	さ	い	ら
な	お	だ	の	ぶ	な	が	ん

いずも（出雲）　いかい（位階）　うだ（宇多〈天皇〉）
おうにんのらん（応仁の乱）　おだのぶなが（織田信長）
おののこまち（小野小町）　おらんだ（オランダ）
きんいん（金印）　こくし（国司）　さかい（堺）
こばん（小判）　つなよし（〈徳川〉綱吉）
とんでんへい（屯田兵）　なんぶ（南部〈藩〉）＊盛岡藩
ばくふ（幕府）　ばしょう（芭蕉）　へいけ（平家）
まきもの（巻物）　らいさんよう（頼山陽）

問題 江戸時代に流行った判じ絵を漢字にしてみました。漢字をたくさん寝かせてみました。さて, どんな意味になるでしょうか。とんちで答えてください。

①

②

③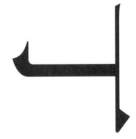

④

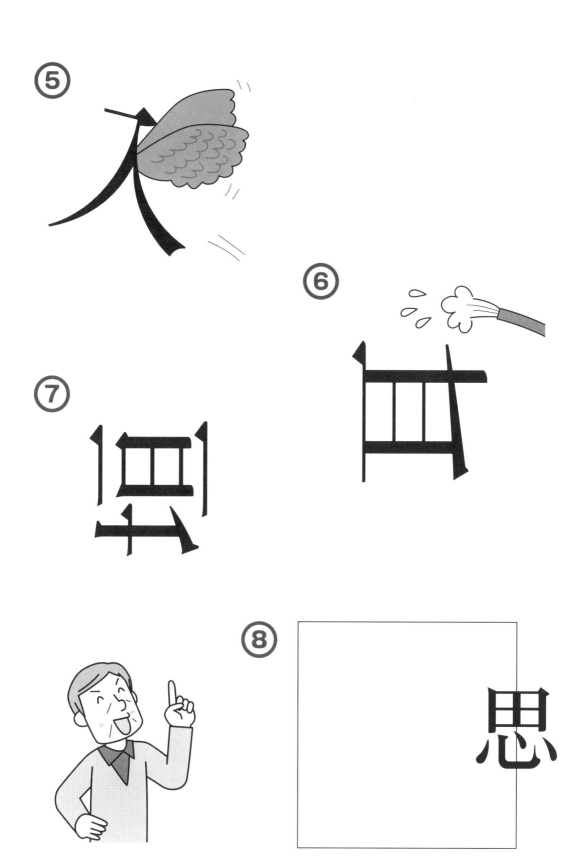

問題 日本の国の形は大体おわかりでしょう。しかし，都道府県の形となるとなかなか分からないものです。5つのシルエットを集めました。ア，イ，ウから正しいものを選んでください。

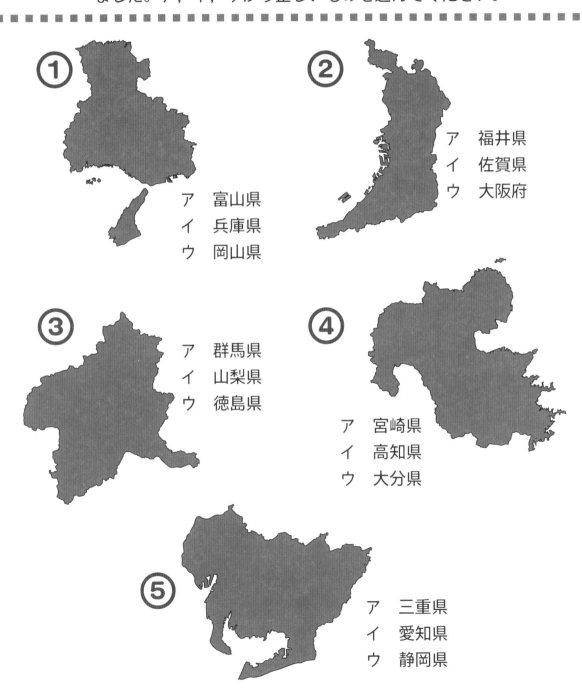

① ア　富山県
　 イ　兵庫県
　 ウ　岡山県

② ア　福井県
　 イ　佐賀県
　 ウ　大阪府

③ ア　群馬県
　 イ　山梨県
　 ウ　徳島県

④ ア　宮崎県
　 イ　高知県
　 ウ　大分県

⑤ ア　三重県
　 イ　愛知県
　 ウ　静岡県

解答

1 動物判じ絵 6

①造花　②開幕　③四角（シカ 9）　④軽トラ　⑤嫌煙権（犬猿犬）

2 おなじもの探し 文房具仲良しグループ 7

ウ, ク

3 意外に頭を使います！ 3文字言葉を見つけよう① 8

（解答例）①| て |**ん**| き |　②| と |**ま**| と |　③| き |**せ**| ん |　④| こ |**と**| り |
⑤| つ |**ば**| め |　⑥| や |**か**| ん |　⑦| と |**た**| ん |　⑧| く |**じ**| ら |
⑨| か |**ら**| す |　⑩| よ |**ぎ**| り |

4 いろはスケルトンを楽しもう 9

	み	け	ん	
あ	ら	し		
さ		ん		て
り	く			ま
	ち	ち	の	ひ
	ず			ま

5 ますます面白い！ 街に間違い探しに行こう 10

①車が道路を右側通行している　②赤信号が上，青信号が下が正しい
③標識の形が逆さま　④「黎明整形外科医院」文字が右から書かれている
⑤さいころの目が「7」

6 もじもじ間違い探し傑作選　12

① 吉吉吉吉吉吉吉吉吉吉
吉吉吉吉吉吉吉吉吉吉
吉吉吉吉吉吉吉吉吉吉
吉吉吉吉吉吉吉吉吉吉
吉吉吉吉吉吉吉吉吉吉
吉吉吉吉(古)吉吉吉吉

② 失失失失失失失失失失
失失失失失失失失失失
失失失失失失失失失失
失失(矢)失失失失失失失
失失失失失失失失失失
失失失失失失失失失失

③ 深深深深深深深深(探)深
深深深深深深深深深深
深深深深深深深深深深
深深深深深深深深深深
深深深深深深深深深深
深深深深深深深深深深

④ 村村村村村村村村村村
村村村村村村村村村村
村村村村村村村村村村
村村村村村村村村村村
村村村村村村村(付)村村

7 クロスワードパズル　13

¹お	は	²ぎ	■	³い
ん	■	⁴が	⁵ら	す
⁶わ	⁷か	■	い	■
■	⁸ふ	⁹ら	ん	¹⁰す
¹¹き	ん	く	■	み

＊答え　みかん

8 紅葉狩り 間違い探し　14

①葉が青い

②双眼鏡がカメラに

③手前の木が小さくなっている

④帽子をかぶっていない

⑤お弁当のおかず

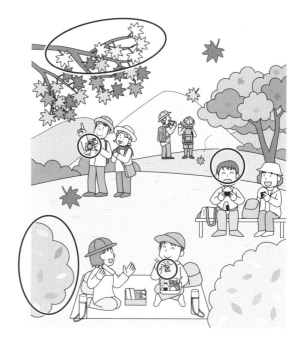

62

9 漢字クロスワードパズル 16

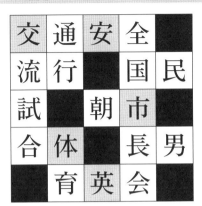

交	通	安	全	
流	行		国	民
試		朝	市	
合	体		長	男
	育	英	会	

11 おもしろ文字文字判じ絵 18

①まぐろ（ま黒）　②姉（あ寝）　③大根　④耳打ち　⑤一休さん（１九さん）
⑥綺麗ごと　⑦丸ごと　⑧琴または古都（小と）

12 時計語呂合わせ 20

①宝くじ（九時）　②空に虹（二時）　③野次馬（八時うま）　④短い（三時
かい，三次会もＯＫ）

13 通った車はどんな車？ 21

①（略）
②あった　③鮮魚　④６台

14 ワンコインで買えるかな？ 23

①○（500円）　②×（600円）　③○（500円）　④○（490円）　⑤×（700
円）　⑥○（400円）　⑦○（499円）　⑧×（600円）

15 意外に頭を使います！3文字言葉を見つけよう② 24

（解答例）①| と | う | ふ |　②| め | ろ | ん |　③| み | か | ん |　④| い | る | か |
⑤| か | ば | ん |　⑥| こ | と | ば |　⑦| は | い | く |　⑧| き | り | ん |

| ⑨ | さ | し | み |

| ⑩ | ま | ぐ | ろ |

16 おもしろどっちクイズ　25

①もちろん，きつねうどんですね　②イヌ　③もちろんチリトリ　④エレベーター　⑤５月５日　⑥東久留米市　※東京都。　⑦ランス　⑧マント
⑨南極　※冬の平均気温：南極は－50～－60℃位。北極は－25℃位。
⑩ナイル川

17 糸たぐり　26

アーリンゴ，イーバナナ，ウースイカ，エーイチゴ，オーサクランボ

18 迷路遊び　27

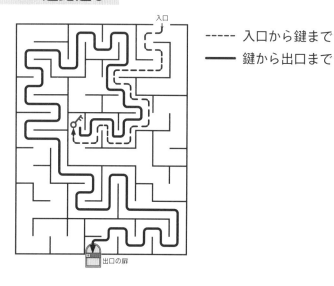

----- 入口から鍵まで
—— 鍵から出口まで

19 1字抜き遊び　28

①あそ山（阿蘇山，九州）　②きりしま山（霧島山，九州）　③いしづち山（石鎚山，四国）　④ひえい山（比叡山，近畿）　⑤こうや山（高野山，近畿）
⑥おんたけ山（御嶽山，中部）　⑦くろひめ山（黒姫山，中部）　⑧はく山（白山，中部）　⑨ふじ山（富士山，中部）　⑩あかぎ山（赤城山，関東）　⑪ちょうかい山（鳥海山，東北）　⑫だいせつ山（大雪山，北海道）

き¹	ん	か²	く³	じ⁴	■
ゆ	■	り⁵	ん	ご	く⁶
う⁷	な	ぎ	■	く⁸	し
だ	■	ぬ⁹	れ¹⁰	え	ん
い¹¹	し¹²	■	ん	■	だ
■	だ¹³	い	が	ら	ん

2	4	6	8	
5		3		2
7		1	5	6
			3	
6	3	8	9	
1		7		4
	5	6	2	7

①ア　＊イは，ザ・テンプターズ。

②イ　＊アは，美空ひばりとジャッキー吉川とブルー・コメッツ。

③ア　＊イは，海援隊。　④ア　＊イは，JITTERIN'JINN。

⑤イ　＊アは，ヒデとロザンナ。　⑥ア　＊イは，美川憲一。

⑦イ　＊アは，伊東ゆかり。　⑧イ　＊アは，松田聖子。

⑨ア　＊イは，川中美幸。

①等　②状　③気　④行　⑤戸　⑥射　⑦実　⑧地

24 楽しいサイコロ計算　34

① 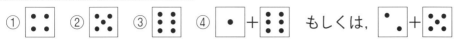 ② ③ ④ • + もしくは, + ⑤ ⑥ ⑦ + ⑧ • ⑨ ⑩ 21

25 こんなふうになりたくない四字熟語　36

①ア　＊ものすごい勢いで突き進むこと。
②イ　＊やけくそになること。
③ア　＊まとまりがなく筋道がたってないさま。
④ア　＊物事が一度に消えてなくなること。
⑤イ　＊自分の言動で身動きがとれなくなり苦しむこと。
⑥イ　＊あまりのことに我を忘れてしまうこと。
⑦ア　＊初めは勢いが盛んで終わりは振るわないこと。

26 喜びの四字熟語　37

① 欣喜雀躍　＊雀のようにおどりあがって喜ぶこと。
② 狂喜乱舞　＊あまりの嬉しさに乱れ舞い喜ぶこと。
③ 喜色満面　＊喜びの笑顔が顔一面にみなぎること。
④ 一攫千金　＊一つかみで，大金をごそっと獲得すること。
⑤ 破顔一笑　＊顔をほころばせ，にっこりわらうこと。
⑥ 一挙両得　＊一つの行いで二つの利益を得ること。
⑦ 千載一遇　＊千年に一度のチャンス。

27 500円玉2つで買えるものは？　38

①○（1000円）　②○（780円）　③×（1100円。100円足りません）
④○（900円）　⑤×（1140円。140円足りません）　⑥○（700円）
⑦○（995円）

28 遺産相続比べ　39

あさ子さん
＊参考までに，あさ子さん，まち子さん，けん治さんの

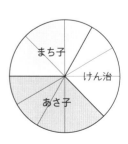

順です。それぞれの相続した土地をまとめれば，一目瞭然です。

29 いろはスケルトンを楽しもう 上級編　40

あ		く			こ	け	
い	ぎ	り	す		ん		し
ず		す		さ	と	や	ま
		ま				し	
	う	す	ら	い		き	た
か	ん				ん		ん
ど		あ	ど	ば	い	す	
う	か	い		ら			

30 ナンバースケルトンを楽しもう 上級編　41

3	7	6	8		3		5
4				4	6	9	8
2	1	3	7	5		3	
				9		4	5
1		4	8	2	7		2
5	9	6			8		5
8				7	4	3	6
9	7	5	2	1			2

31 缶ビールが減っていく　42

①12日　②6日　③4日　④3日　⑤3日　＊3日目は2本で我慢するか，3本買ってきて5本飲むかです。　⑥2日　⑦1日

32 歌の中の地名はどこにある？　43

①ア　②イ　③ア　④ア　⑤イ　⑥イ　⑦イ　⑧ア

33 言葉遊び　44

①空　②上　③時　④馬　⑤千　⑥苦

34 漢字クロスワードパズル 上級編 45

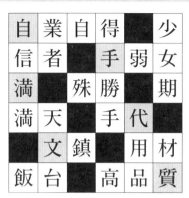

自	業	自	得	■	少
信	者	■	手	弱	女
満	■	殊	勝	■	期
満	天	■	手	代	■
■	文	鎮	■	用	材
飯	台	■	高	品	質

35 お笑い漢字判じ絵① 46

①苦情（情が９つある）　②白熊　③高飛び　④うかつ　⑤薄情　⑥ワニ
⑦連休　⑧白状（吐く状）

36 東西トリビアクイズ 48

①〇（日本に来た時，一度に 36 尾食べたことがある）
②〇（中宮の定子から高級紙をもらった）
③×（奈良の大仏 15 m，鎌倉の大仏 11 m）
④×（ナポレオン）
⑤×（あきのたのかりほの庵のとまをあらみわが衣手は露に濡れつつ　天智天皇）
⑥〇（非人道的乗り物と思い，乗ることを拒否した）
⑦〇（1852 年 6 月に登った，丹後国宮津藩藩主の本庄（松平）宗秀）
⑧×（1910（明治 43）年 12 月 19 日，東京・代々木練兵場において初飛行）

37 古今東西名作クイズ 49

①ア（びっくりするほど売れている）　＊手紙説もあります。　②ア
③ア　④イ　⑤イ　⑥ア　⑦イ（巨大な大砲で巨大な砲弾を月に向けて撃った）　⑧イ（俳句「青蛙おのれもペンキぬりたてか」など）

①イチゴのショートケーキ　②モモンガ

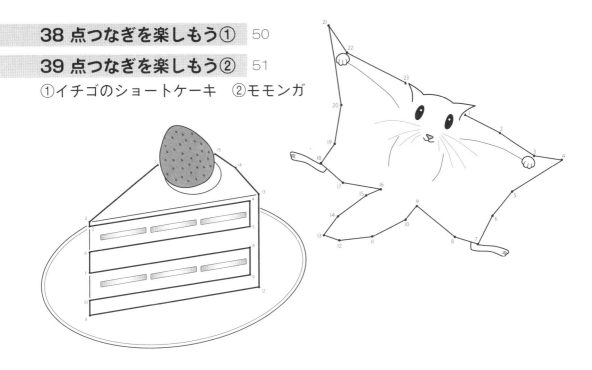

〈推理例〉　宝島の地図は，背の高い秘書のBが，天袋の戸を開き，盗みました。地図はその日の昼，土用干しをA氏から仰せつかったとき，見ました。Bはその地図を一目見て，回遊式庭園の池の真ん中にある島だと分かったのです。そして，A氏の前でBが天袋にしまったあと，矢も盾もたまらず夜になってBが取り出したのです。それを，K警部があっという間に見抜いたのです。

①アメリカ　＊アメリカ約3億3700万人，ロシア約1億4500万人。
②デンマーク　③スイス　＊スイスの最高峰は，標高4634mのモンテ・ローザ連山デュフール主峰。ドイツの最高峰は，ツークシュピッツェ（標高2962m）。　④ブラジル　＊ブラジル約1万7370km，トルコ約8522km。
⑤北海道　＊オランダ約4万1864㎢，北海道約8万3424㎢。　⑥タイ
＊インドネシアはイスラム教。　⑦オーストリア　⑧カナダ　＊カナダ約998万㎢，中国約960万㎢。　⑨ブラジル　＊1位はブラジルの約2億2460万頭，2位はインドの約1億9320万頭。

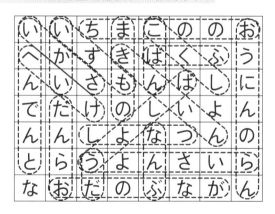

●編者紹介

脳トレーニング研究会

知的好奇心を満たし，知的教養を高めるクイズ，脳トレーニング効果のある楽しいクイズを日夜，研究・開発している研究会。

おもな著書

『シニアの面白パズル＆クイズで楽しく脳トレ』
『シニアの脳トレーニングバラエティ44』
『シニアのバラエティクイズ＆パズルで楽しく脳トレ』
『シニアの定番クイズ＆２択・３択・〇×クイズで楽しく脳トレ』
『シニアのクイズ＆動物パズル・クイズで楽しく脳トレ』
『シニアのクイズ＆都道府県パズル・クイズで楽しく脳トレ』
『シニアのクイズ＆一筆書きで楽しく脳トレ』
『シニアのクイズ＆二・三・四・五字熟語パズルで楽しく脳トレ』
『シニアのクイズ＆クロスワードパズルで楽しく脳トレ』
『シニアのクイズ＆言葉パズル・遊びで楽しく脳トレ』
『シニアのクイズ＆間違いさがしで楽しく脳トレ』
『シニアのクイズ＆パズルで楽しく脳トレ』
『バラエティクイズ＆ぬり絵で脳トレーニング』
『シニアのための記憶力遊び＆とんち・言葉クイズ』
『シニアのための記憶力遊び＆脳トレクイズ』
『シニアのための笑ってできる生活力向上クイズ＆脳トレ遊び』
『シニアの脳を鍛える 教養アップクイズ＆記憶力向上遊び』
『コピーして使えるシニアのとんち判じ絵＆知的おもしろクイズ』
『シニアが毎日楽しくできる週間脳トレ遊び―癒やしのマンダラ付き―』
『シニアの面白脳トレーニング222』
『クイズで覚える日本の二十四節気＆七十二候』
『クイズで覚える難読漢字＆漢字を楽しむ一筆メール』
『コピーして使えるシニアの漢字で脳トレーニング』
『コピーして使えるシニアの脳トレーニング遊び』
『コピーして使えるシニアのクイズ絵＆言葉遊び・記憶遊び』
『コピーして使えるシニアの語彙力＆言葉遊び・漢字クイズ』ほか多数（以上，黎明書房）

イラスト：さややん。

シニアを飽きさせない知的脳トレーニング47

2023年9月15日　　初版発行

編　者　脳トレーニング研究会
発行者　武　馬　久　仁　裕
印　刷　株式会社太洋社
製　本　株式会社太洋社

発行所　　　　株式会社　黎明書房

〒460-0002　名古屋市中区丸の内3-6-27　EBSビル
☎052-962-3045　FAX052-951-9065　振替・00880-1-59001
〒101-0047　東京連絡所・千代田区内神田1-12-12　美土代ビル6階
☎03-3268-3470

落丁・乱丁本はお取替します。　　　ISBN978-4-654-05552-4

＊表示価格は本体価格です。別途消費税がかかります。
■ホームページでは，新刊案内など小社刊行物の詳細な情報を提供しております。
「総合目録」もダウンロードできます。http://www.reimei-shobo.com/